北京儿童医院
BEIJING CHILDREN'S HOSPITAL

福棠儿童医学发展研究中心
FUTANG RESEARCH CENTER
OF PEDIATRIC DEVELOPMENT

儿童健康好帮手

儿童骨科矫形与创伤外科疾病分册

总主编 倪 鑫 沈 颖

主 编 张学军 孙 军

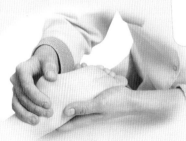

人民卫生出版社

图书在版编目（CIP）数据

儿童健康好帮手.儿童骨科矫形与创伤外科疾病分册 /
张学军，孙军主编.—北京：人民卫生出版社，2020
ISBN 978-7-117-30177-0

Ⅰ.①儿…　Ⅱ.①张…②孙…　Ⅲ.①儿童 - 保健 -
问题解答②小儿疾病 - 骨畸形 - 矫形外科学 - 问题解答③
儿科学 - 创伤外科学 - 问题解答　Ⅳ.①R179-44
②R726-44

中国版本图书馆 CIP 数据核字（2020）第 111694 号

人卫智网　www.ipmph.com　医学教育、学术、考试、健康，
　　　　　　　　　　　　　　购书智慧智能综合服务平台
人卫官网　www.pmph.com　人卫官方资讯发布平台

儿童健康好帮手——儿童骨科矫形与创伤外科疾病分册

主　　编：张学军　孙　军
出版发行：人民卫生出版社（中继线 010-59780011）
地　　址：北京市朝阳区潘家园南里 19 号
邮　　编：100021
E - mail：pmph @ pmph.com
购书热线：010-59787592　010-59787584　010-65264830
印　　刷：北京顶佳世纪印刷有限公司
经　　销：新华书店
开　　本：787×1092　1/32　印张：4
字　　数：62 千字
版　　次：2020 年 9 月第 1 版　2020 年 9 月第 1 版第 1 次印刷
标准书号：ISBN 978-7-117-30177-0
定　　价：29.00 元
打击盗版举报电话：010-59787491　E-mail：WQ @ pmph.com
质量问题联系电话：010-59787234　E-mail：zhiliang @ pmph.com

编者

（按姓氏笔画排序）

白云松 首都医科大学附属北京儿童医院

刘　虎 首都医科大学附属北京儿童医院

祁新禹 首都医科大学附属北京儿童医院

孙　军 安徽省儿童医院

孙保胜 首都医科大学附属北京儿童医院

李　浩 首都医科大学附属北京儿童医院

李承鑫 首都医科大学附属北京儿童医院

宋宝健 首都医科大学附属北京儿童医院

张学军 首都医科大学附属北京儿童医院

范竟一 首都医科大学附属北京儿童医院

曹　隽 首都医科大学附属北京儿童医院

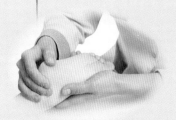

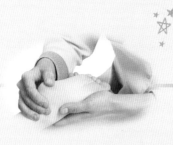

总序

2016 年 5 月,国家卫生和计划生育委员会(现称为国家卫生健康委员会)等六部委联合印发《关于加强儿童医疗卫生服务改革与发展的意见》的文件,其中指出:儿童健康事关家庭幸福和民族未来。加强儿童医疗卫生服务改革与发展,是健康中国建设和卫生事业发展的重要内容,对于保障和改善民生、提高全民健康素质具有重要意义。文件中对促进儿童预防保健提出了明确要求,开展健康知识和疾病预防知识宣传,提高家庭儿童保健意识是其中一项重要举措。

为进一步做好儿童健康知识普及与宣教工作,由国家儿童医学中心依托单位——首都医科大学附属北京儿童医院牵头,联合福棠儿童医学发展研究中心 20 家医院知名专家,共同编写了"儿童健康好帮手"系列丛书。本套丛书共计 22 分册,涵盖了儿科 22 个亚专业中的常见疾病。

　　本套丛书从儿童常见疾病及家庭常见儿童健康问题入手,以在家庭保健、门诊就医、住院治疗等过程中家长最关切的问题为重点,以图文并茂的形式,从百姓的视角,用通俗易懂的语言进行编写,集科学性、实用性、通俗性于一体。

　　本套丛书可作为家庭日常学习使用,也可用于家长在儿童患病时了解更多疾病和就医的相关知识。本套丛书既是家庭育儿的好帮手,也是临床医生进行健康宣教的好帮手。希望本套丛书能够在满足儿童健康成长,提升身体素质、和谐医患关系等方面发挥更大的作用!

总主编
2020 年 8 月

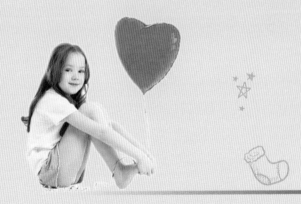

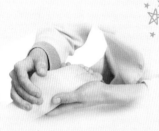

前言

Foreword

　　儿童是祖国的未来,是家庭的希望,宝宝们从一出生就得到了父母无微不至的关爱,看着可爱的小家伙从咿呀学语到蹒跚学步,从懵懵懂懂到聪明伶俐,爸爸妈妈们的内心里充满了成就感。但是,同大人一样,宝宝也会受到各种疾病的困扰和侵袭,儿童骨科相关疾病就是其中的一大类。

　　曾经,在儿科医学还不发达的时代,儿童一直被当作是成人的缩影,儿科疾病也采用对照成人的诊疗模式进行治疗,很多疾病的发病机制不明确,治疗手段相对落后,很多患儿被疾病夺走了本该属于他们的天真快乐的童年。新中国成立后,我国一直高度重视儿科学的创建和发展,大力建设儿童专科医院,大力培养儿科专业人才,仅首都医科大学附属北京儿童医院就涌现出了包括张金哲院士、胡亚美院士、黄澄如教授、潘少川教授等在内的众多顶尖儿科学专家,在他们的带领下,经过几代北儿人的不断学习和奋斗,我院的儿科诊疗水平逐步达到了国内领先、国际一流。面对不远万里从全国各地甚至是海外赶来求医的患儿和家长,我们深知自己身上所肩负的责任和使命。但从疾病的预防和治疗角度来看,光有医生们的努力是不够的,我们需要广大父母的大力配合才能共同战胜病魔,为了对宝爸宝妈们进行儿科疾病相关知识的普及,我们精心筹备和整理了本书的内容。

本书选择家长最为关心的与儿童骨科相关的家庭养育、护理问题及到医院诊疗过程中常见的问题进行解答。全书共分为三个部分:家庭健康教育指导、门诊健康教育指导、住院患儿健康教育指导。编者注重实用性、科学性,用深入浅出、通俗易懂、图文并茂的表达方式对家长普遍关心的科学养育及骨科常见病的相关知识进行介绍,为父母排忧解惑。希望广大家长能通过本书获得更多的知识,及早发现并处理骨科常见问题,帮助孩子健康成长。本书适合于广大的父母们,也可作为儿童保健工作者、基层医务人员和对骨科感兴趣的医生的教材和参考书。书中若存在疏忽不妥之处,恳请广大读者提出宝贵意见和建议。

张学军　孙　军

2020 年 8 月

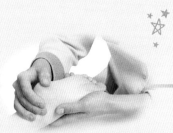

目录

Contents

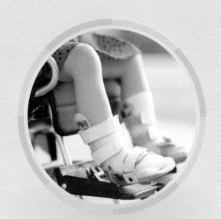

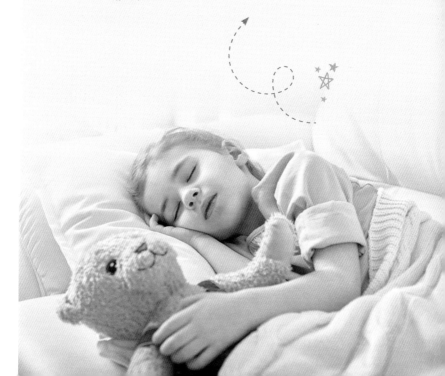

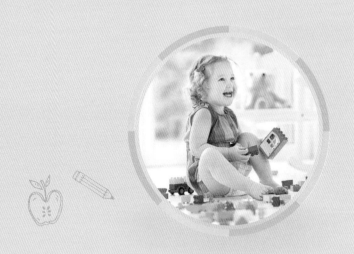

57 **PART 2**
门诊健康教育指导

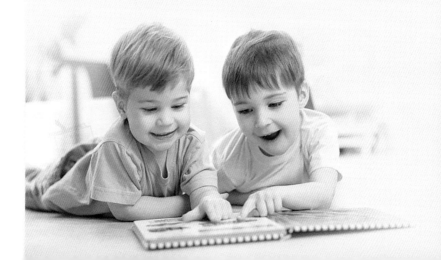

91 **PART 3**

住院患儿健康教育指导

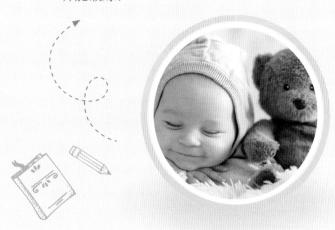

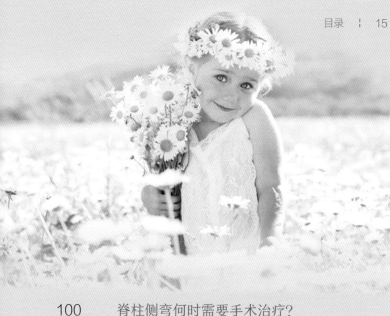

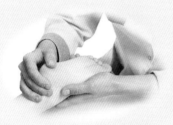

PART 1

家庭健康教育指导

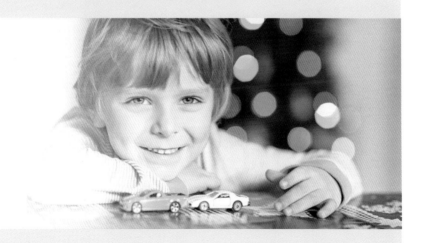

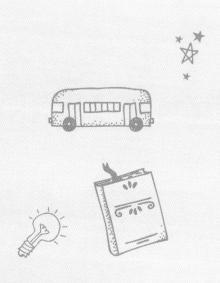

孩子的脖子为什么突然歪了？

在急诊中，我们常常会看到孩子在轻微外伤或者睡醒一觉后脖子突然间歪了，大意的家长往往认为是"落枕"，而不予以重视；过分小心的家长会担心孩子颈椎脱位，拨打

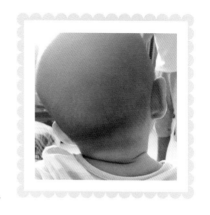

120 直奔医院。其实这种疾病在儿童时期很常见，学名叫"寰枢椎旋转半脱位"，发病的原因往往是近期出现咽喉部感染，感染侵犯到邻近的颈椎韧带，造成韧带松弛，影响颈椎的稳定性。这个时候，轻微的外力或者长时间保持一个姿势，就会出现第一节颈椎和第二节颈椎相对位置的改变，造成患儿脖子歪斜，同时颈椎周围肌肉痉挛，进而出现颈部疼痛。但是这种位置的改变并没有压迫到颈椎，因此不会出现四肢麻木、活动受限的情况。其主要临床表现可总结为"脖子歪，脖子疼，旋转受

限,四肢活动无异常"。

　　治疗上首先要治疗病因,也就是治疗咽喉部等呼吸系统的炎症;颈部疼痛歪斜严重的患儿,可佩戴颈托予以制动保护;避免做剧烈的体育活动,去枕平卧位休息,经过这些保守治疗,患儿症状往往会在两周之内得到明显的好转,而不需要更多的治疗。

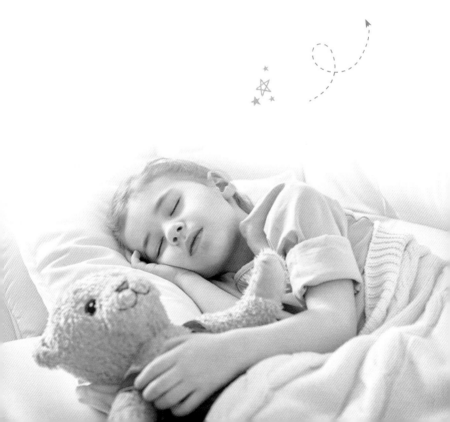

孩子玩游戏拉伤了胳膊怎么办?

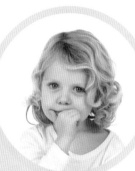

单纯牵拉造成的儿童胳膊活动受限绝大多数为桡骨头半脱位(牵拉肘),也就是我们平时讲的胳膊肘脱臼了,此时应该到附近儿童医院就诊,诊断明确后予以复位治疗,复位成功后儿童一般可立即恢复正常活动。

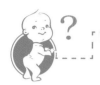

孩子玩轮滑有必要戴护具吗?

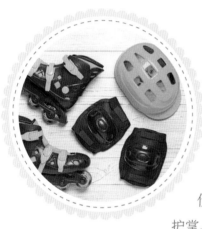

不论在家里还是在公园,只要穿上了轮滑鞋就必须戴上轮滑护具,这是一种从心理到生理的双重保护。护具能帮助您的孩子不会因滑倒而受伤。整套装备包括头盔、护掌、护膝、护肘。

🌼 **头盔**:一般人可能觉得不需要戴头盔,此观点是十分错误的,需知头部是人体最重要也是最脆弱的部位,应该做到最好的防护,避免任何受伤的可能。特别是孩子的颈部肌肉力量还很弱,轮滑摔倒时很容易头碰地,所以必须戴上头盔。

🌼 **护掌**:轮滑初学者常会因滑倒时不当的支撑动作而造成手腕扭伤或手掌擦伤,轮滑高手偶尔也可能擦伤,戴上护掌就可避免这些不必要的伤害。

🌼 护膝:不论是初学者还是很有经验的轮滑高手,膝盖是摔倒时着地概率最高且冲击最大的部位,如果不戴护膝,就很容易受伤。

🌼 护肘:这个部位很容易擦伤,尤其在练习一些难度动作如倒滑时,所以一定要戴护肘。

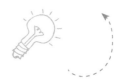

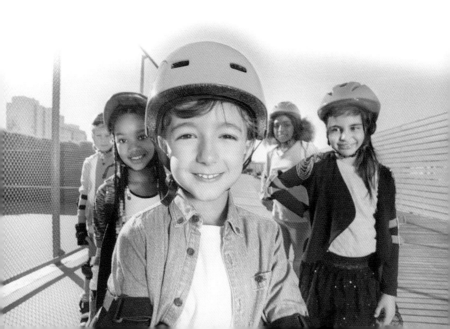

儿童会骨折吗?
儿童骨折与大人骨折有什么区别?

儿童不是成人简单的成比例缩小,与成人相比,儿童处于生长发育期,在骨和附属组织的结构、生理变化和骨愈合、骨再生的病理过程中都有其特点。儿童骨折时,医师和家长都必须充分认识这些特点,才能取得满意的效果。

❀ 青枝骨折,又称不完全骨折,是儿童骨折的特点之一,由于儿童骨骼富有韧性,矿物质含量少,它的有机质占比比成人高。因此,在外力作用下常常一侧骨皮质断裂而另一侧骨皮质完好。

❀ 儿童骨折愈合过程中可塑性大,骨再生能力强。其原因是儿童新陈代谢旺盛,骨膜具有丰富的血管,骨折愈合中成骨作用明显,在应力作用下,不断塑形改造。如股骨干骨折,即使发生部分重叠或成角畸形,在两年后 X 线片上往往看不到骨重叠现象,两个下肢完全等长。因此,治疗儿童骨折时,要充分估计儿童的发育矫形能力。

❀ 骨骺损伤又是儿童骨折的另一大特点。儿童骨骺生长较为活跃,有助于长骨的生长,但骨骺容易损伤,甚至造成骨生长的不对称,产生畸形。因此,某些类型的骨骺损伤要百分之百复位,部分骨骺损伤需要手术治疗,以防止畸形发生。

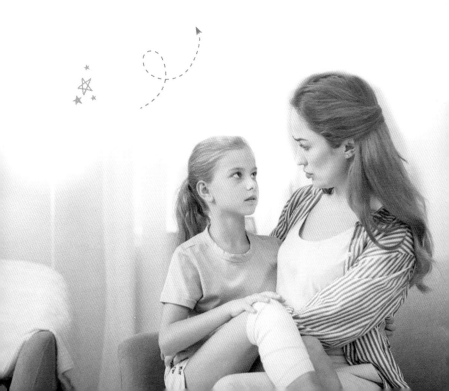

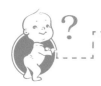

孩子反复骨折怎么办?

如果儿童反复出现骨折,并且每次并无明显外伤或外力较轻微,此时应注意病理性骨折的可能,如脆骨病,它是因为骨质异常导致的多次骨折;也可由于骨髓炎、骨囊肿、骨肿瘤等原因导致儿童骨质疏松,从而反复骨折。如果儿童反复出现骨折,应该到儿童骨科进行详细的检查以明确诊断。

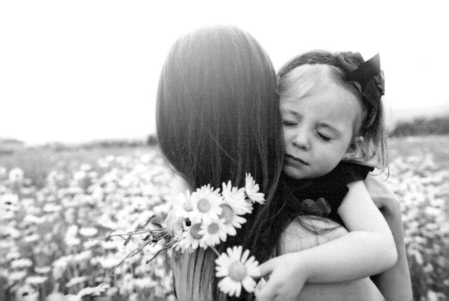

孩子骨折打了石膏, 回到家家长要注意什么？

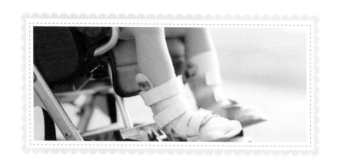

儿童骨折行石膏固定后,回家需注意以下几点:

🌼 保持石膏干燥清洁,不能弄湿、弄脏。

🌼 注意观察孩子手指或脚趾颜色及血运情况,如果出现手指或脚趾远端颜色苍白、青紫、发麻、疼痛等,可能是因为石膏过紧造成了肢体血液循环障碍,严重时可发生骨筋膜室综合征,应立即带孩子到医院就诊。

🌼 注意观察石膏有无松动、断裂等,如果发现,及时到医院就诊。

俗话说"伤筋动骨 100 天", 孩子骨折康复也需要这么长时间吗?

骨折的愈合过程分成四步:肉芽组织修复期、骨痂形成期、骨折愈合期、塑形期。到骨折愈合期,往往是伤后 8~12 周,也就是我们常说的伤筋动骨 100 天。儿童的骨折外面往往都穿着一层厚厚的"衣服",这层厚厚的"衣服"叫"骨膜",它提供了骨折愈合的大部分能量,促进儿童骨折愈合,骨折发生 2 周后就可以看到骨折周围出现白色的线条,这种现象叫作"骨膜反应",当出现骨膜反应后,骨折处也就逐渐开始变得结实,在儿童这一过程明显快于成人。但由于儿童比较调皮,缺乏足够的自我保护能力,可能出现二次骨折,在骨折彻底变结实之前,还是建议按照骨折治疗标准——"伤筋动骨 100 天",好好保护孩子的四肢。

孩子骨折后饮食上有什么要求吗？
需要多喝骨头汤吗？

孩子骨折后只需要正常饮食，没有明显的饮食禁忌。喝骨头汤与骨折愈合关系不大。

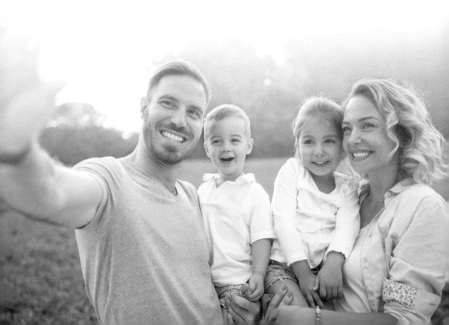

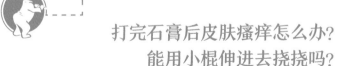

打完石膏后皮肤瘙痒怎么办?
能用小棍伸进去挠挠吗?

打石膏后因为透气性不佳,不能清洗,可能出现瘙痒,少数可能因为石膏过敏导致。不能用小棍伸进去挠,因为有可能刺伤皮肤造成感染。

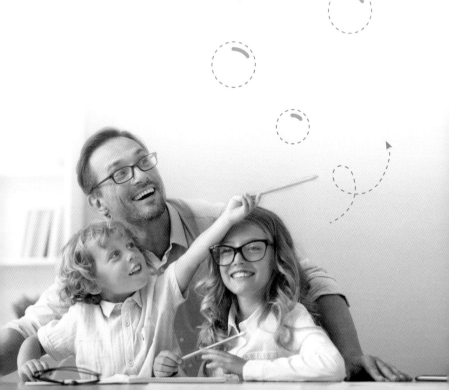

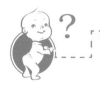

什么是脊柱侧弯?
背部凸起一定是脊柱侧弯吗?

正常脊柱在冠状面上没有弯度,矢状面上存在颈椎前凸、胸椎后凸及腰椎前凸,构成脊柱的生理弯曲。脊柱侧弯是指脊柱在冠状面上存在侧向的弯弧,这在后前位X线片上最为直观。但事实上,脊柱侧弯在冠状面、矢状面及轴面等三维空间都存在畸形,表现为前胸及背部的不对称凸起。背部凸起,俗称"罗锅",可以是非结构性的也可以是结构性的,前者多系姿势性驼背,可以自行矫正,后者可能是脊柱侧弯或后凸等僵硬性畸形。

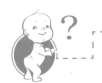

为什么特发性脊柱侧弯在青春期女孩多见？

所谓"特发性"即无原因而发生，或者病因尚不明确，但目前已经知道是遗传基因导致该病的发生。特发性脊柱侧弯可以发生于不同年龄阶段，年龄越小越容易进展并且越需要治疗。因此根据发病时的年龄将其分类为：婴儿型[0~3岁（不包括3岁）]，儿童型（3~10岁），青少年型（10岁以上）。现已发现该病的遗传呈现常染色体显性遗传，也就是父母一方患病其子女患病的概率为50%。尽管这种遗传的概率在男孩和女孩是均等的，但其中的青少年型在女孩更多见，即大多数重度的，以及呈进展性的侧弯多见于女孩。

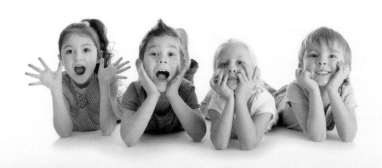

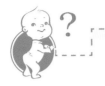

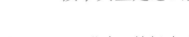

孩子头歪是怎么回事？

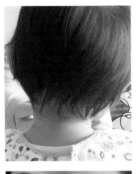

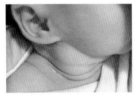

儿童天性好动，很多发育和损伤性问题不注意就难以发现，或是发现时已经形成固定畸形。临床上经常会遇到家长带着孩子来问为什么孩子头往一边歪？下面就来讲一讲孩子头歪的问题。

首先，在儿童尤其是婴幼儿头歪的病因中，肌性斜颈（先天性斜颈）是比较常见的。

肌性斜颈是一侧胸锁乳突肌纤维性挛缩，导致颈部和头面部向患侧偏斜。

肌性斜颈的病因是各种原因引起的胸锁乳突肌纤维化，进而逐渐挛缩导致斜颈。大多认为臀位产、产伤及牵拉等因素导致胸锁乳突肌损伤出血、血肿机化、挛缩而形成。

临床表现上多见于婴儿出生后，无意中发现一侧胸锁乳突肌出现肿块，2~3周肿块渐变硬，不活动，呈梭形，指头大小。半年左右肿块逐渐消退，但胸锁乳突肌纤维性挛缩、变短，呈条索状，牵拉头枕部并偏向患侧，下颌转向健侧肩部。随生长发育，双侧面部不对称，健侧饱满，患侧变小，双眼不在一个水平线，严重者可以继发颈椎侧凸畸形。

其次，临床上还有其他原因引起的斜颈，主要常见以下情况：

骨性斜颈：颈椎异常如寰枢椎半脱位、颈椎发育不良、半椎体畸形及骨质融合等，这样的孩子颈部胸锁乳突肌无挛缩，没有颈部包块，颈椎畸形常有短颈等，一般可通过颈椎X线检查确诊。

颈部炎症所致斜颈：孩子可有颈部淋巴结肿大，局部压痛及全身症状，孩子颈部胸锁乳突肌无挛缩。

眼性斜颈：孩子眼部肌肉病变导致肌力不平衡而出现斜视、弱视，孩子以颈部偏斜来协调视物。

当然，颈部包块也见于其他疾病，如甲状舌骨囊肿、鳃源性囊肿、颈部的皮脂腺囊肿等，这些一般需要普外科治疗。

最后，针对肌性斜颈，治疗上建议早发现、早治疗。

一般建议 1 岁前尽早进行按摩、牵拉锻炼等保守治疗，一部分孩子可取得很好效果。1 岁后可以考虑手术治疗，手术后要结合颈部功能锻炼及支具矫正治疗。但斜颈合并的其他组织异常（如面部不对称畸形、颈椎侧凸）则难以恢复正常。

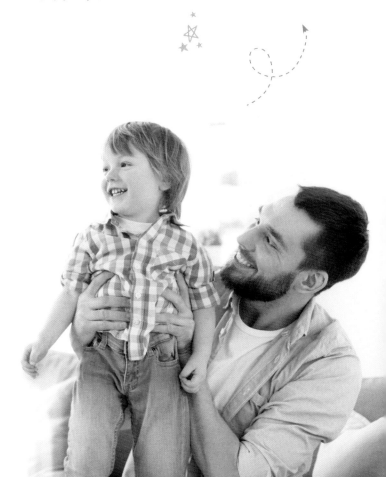

孩子出生有多指(趾)、并指(趾)怎么办?

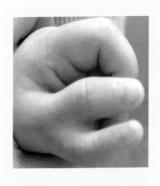

　　孩子出生时家长发现宝宝手指(或脚趾)多出一个或有的手指(或脚趾)并在一起分不开,见到这种情况很是惊慌,不知道如何是好。给父母带来很多困扰。其实小儿多指(趾)、并指(趾)是常见的小儿先天性畸形,不必惊慌失措,应该尽快寻求专科医师的帮助,了解关于这一疾病的知识。

什么是多指(趾)?

多指(趾)畸形又称重复指(趾),是指正常以外的手指(或脚趾)、手指(或脚趾)的指(趾)骨、单纯软组织成分或掌骨等的赘生,是临床上最常见的手、脚先天性畸形。多指(趾)的外形与结构各不相同,有的发育较完全,形似正常指(趾),具有骨关节、肌腱、神经、血管和指甲,活动常与主指(趾)相似;有的仅是一个小块皮肉,有蒂与手指(或脚趾)相连。多指(趾)畸形是常见的畸形,常与短指(趾)、并指(趾)等畸形同时存在,多见于拇指(姆趾)及小指(趾)。

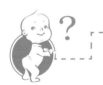

什么是并指(趾)?

　　并指(趾)是指相邻两个手指(或脚趾)并在一起,而且一起生长,是仅次于多指(趾)畸形的常见手、脚先天性畸形。

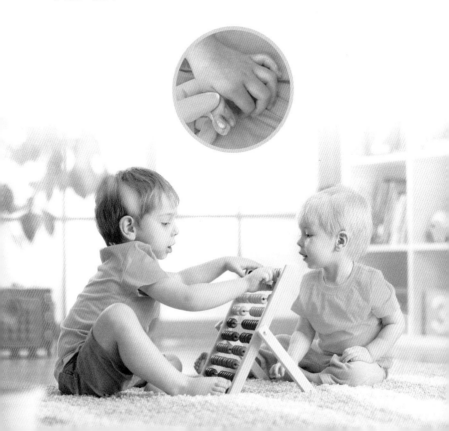

多指(趾)、并指(趾)
畸形如何预防?

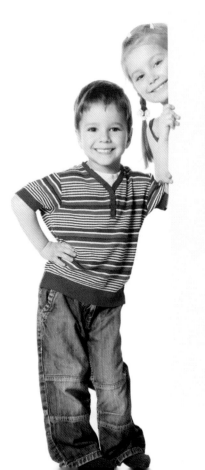

加强孕期保健和营养,孕期避免呼吸道感染、胃肠道感染,避免风疹、麻疹、水痘、腮腺炎等病毒感染,避免接触辐射,药物等可能使胚胎致畸的因素。

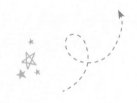

孩子大拇指不能自由伸直,帮助其伸直会伴有弹响是什么病?

这种情况在门诊较常见,是拇指狭窄性腱鞘炎的表现,又称"弹响指"或扳机指。小儿"弹响指"是一种常见的儿童手部疾患,往往因父母发现患儿手指不能主动伸直而来就诊。最常见于大拇指,也可见于其他手指。可单侧发病,也可双侧同时存在,往往轻重程度不等。

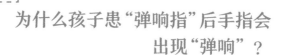

为什么孩子患"弹响指"后手指会出现"弹响"？

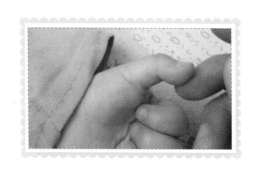

　　手部的肌腱就像刚好穿过针眼（称纤维环或腱鞘）的一束线，如果中间有点增粗，每当结穿过针眼时就会发生磕绊。"弹响指"就是这个道理。屈指肌腱因不合理的摩擦或其他原因使近侧肌腱增粗或呈结节状，受狭窄的腱鞘纤维的束窄，轻时使指屈伸时发出响声，严重时关节呈屈曲位，不能主动伸直，被动伸展时引起疼痛或弹响。

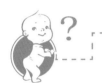

家长怎么知道
自己的孩子得了"弹响指"？

可检查拇指能否主动伸直和屈曲,如果能屈曲而不能完全伸直应考虑拇指狭窄性腱鞘炎。拇指指间关节屈曲,主动伸直受限,被动伸直时可出现弹响,患儿因疼痛啼哭。于拇指根部掌侧,可摸到硬的结节状肿物,被动伸屈拇指指间关节时尤为明显。

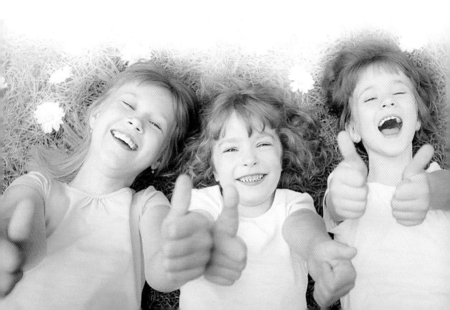

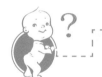

您的孩子走路时步态正常吗?

要了解孩子的步态是否正常,首先我们要了解什么叫作步态:所谓步态,简而言之,就是人类直立行走过程中保持的连续性动作及其姿态。步态是通过骨盆、髋、膝、踝和足趾的一系列活动完成的连续性动作,每个孩子的步态都是经过学习而获得的,因此,每个孩子的步态都不尽相同。

知道了什么是步态后,我们也要了解什么是正常步态:正常步态应是平稳、协调、有节律的,由两腿交替完成。在这个过程中,孩子的身体应该基本保持在两只脚之间的支撑面上,躯体平衡,且没有过度的摆动。而正常步态必须包括三个过程:支持体重,单腿支撑,摆动腿迈步。

那么什么是异常步态? 它们有什么特点? 所谓异

常步态,就是指患儿无法顺利完成上述正确的、连续的行走动作,即行走中任何一个环节出了问题,都可能造成孩子出现步态异常。儿童及青少年期常见的异常步态及特点如下:

⚙️ **痛性跛行步态**:当各种原因引起患肢承重时疼痛,患者尽量缩短患腿的支撑期,使对侧下肢跳跃式摆动前进,步长缩短,又称短促步态。

⚙️ **短腿/划圈步态**:常见于双下肢不等长或足踝疼痛患儿,通过划圈行走,可减少行走时由于一侧肢体较长造成的躯干倾斜及不稳,患腿支撑期可见同侧骨盆及肩下沉,摆动期则有患足下垂。

⚙️ **臀中肌步态**:常见于发育性髋脱位患儿,髋外展肌群无力,不能维持髋的侧向稳定。造成上身向患侧弯曲,重力线通过髋关节的外侧,依靠内收肌来保持侧方稳定,并防止对侧髋下沉,带动对侧下肢摆动。如果双侧臀中肌均无力,步行时上身左右摇摆,好像小鸭子在行走,故又称鸭步。

⚙️ **偏瘫步态**:下肢外旋或内旋,膝不能屈曲。表现为摆动腿,向前迈步时患腿常经外侧回旋向前,故又称回旋步或划圈步态。

⚙️ **截瘫步态**:下肢内收肌痉挛。表现为步行时双侧髋内收,双膝互相摩擦,步态不稳,又称交叉步或剪刀步。可见于脑瘫患儿。

✿ **臀大肌步态**:伸髋肌群无力。表现为行走时躯干用力后仰,重力线通过髋关节后方以维持被动伸髋,并控制躯干的惯性向前。形成仰胸凸肚的姿态。

✿ **股四头肌步态**:伸膝肌无力。表现为患肢在支撑期不能保持伸膝稳定,上身前倾,重力线通过膝关节的前方,使膝被动伸直。有时患者通过稍屈髋来加强臀肌及股后肌群的张力,使股骨下端后摆,帮助被动伸膝。如果同时合并伸髋肌无力,患儿则需要俯身向前,用手按压大腿伸膝伸直。

✿ **跨域步态**:踝背伸肌无力。表现为足下垂,摆动期增加屈髋和屈膝以防止足尖拖地。

✿ **关节强直步态**:下肢多关节挛缩。表现为髋关节屈曲挛缩时出现代偿性骨盆前倾,腰椎过伸,步长缩短。膝关节屈曲挛缩超过30°时可出现短腿

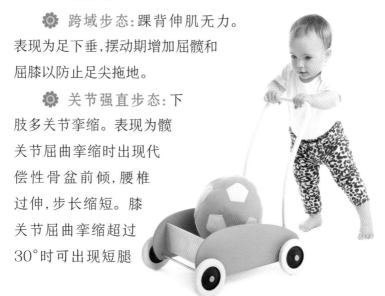

步态。膝伸直挛缩时摆动期患腿外展或同侧骨盆上提，以防足趾拖地。踝跖屈挛缩时足跟不能着地，摆动期常增加屈髋、屈膝来代偿。

⚙ **蹒跚步态**：小脑共济失调，步行摇晃不稳，不能走直线，状如醉汉，又称酩酊步态。

步态的形成，作为孩子从爬行到直立行走中最重要的一环，各位家长一定要给予更多关注，如果发现孩子出现上述不正常的步态，一定要及时就医，尽早诊断及治疗。

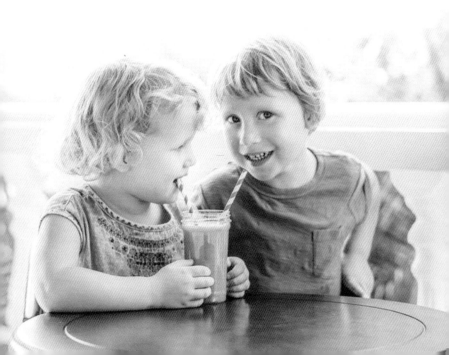

您注意观察过孩子的双腿吗？
它们一样长吗？

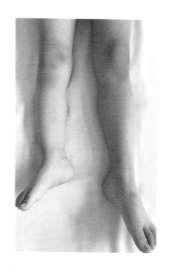

医师出门诊时经常会碰到家长因为发现孩子的两条腿"不一样长"而来就诊。双下肢不等长是小儿骨科门诊经常碰到的一个问题，它是由于孩子一侧肢体短缩或过度生长导致的双下肢不对称性发育而造成的。除了外观异常，它还会带来躯干倾斜、躯干不稳、背部疼痛，甚至是下肢各关节的慢性损害等一系列问题。导致双下肢不等长的原因有很多，诸如一侧下肢短可以由先天发育不全、肿瘤、创伤和感染等造成，而一侧下肢过度生长则可由先天异常、血管畸形、外伤或感染后刺激而导致。表 1、表 2 罗列了一些常见的引起下肢不等长的原因,由于专业性强,专业术语多,仅希望给大家一个感性的认识。

表 1　引起孩子一侧下肢过长的常见原因

先天异常	先天性半侧肢体肥大 不伴有血管畸形的局限性肢体肥大
肿瘤或其他疾病致骨骼、软组织发育异常	神经纤维瘤病 血管 - 骨肥大综合征 血管瘤 / 淋巴血管瘤 动 - 静脉瘘
感染 / 炎症	骨干 / 干骺端骨髓炎 类风湿关节炎 血友病关节积血
创伤	骨干 / 干骺端骨折 外伤性动脉瘤 / 动 - 静脉瘘 长骨骨干 / 干骺端手术 骨膜过度剥离 植骨融合 / 骨移植术后

表2 引起孩子一侧下肢过短的常见原因

先天异常	股骨近端发育不良 先天性短股骨 先天性膝关节脱位 腓骨缺如 先天性半侧肢体萎缩 足部先天畸形,如马蹄内翻足
骨发育性疾病或肿瘤	骨纤维异样增殖(Albright 综合征) 内生软骨瘤(Ollier 病) 遗传性多发骨疣 骨骺点状发育不良(Trevor 病) 神经纤维瘤病
骨 / 关节感染	骨髓炎 关节结核 化脓性关节炎
创伤	损伤骺板致骺早闭 骨折对位不良、断端重叠 严重烧灼伤
神经肌肉病	非对称性下肢麻痹 脊髓灰质炎 脑瘫

续表

神经肌肉病	脊髓脊膜膨出／脊髓栓系
	脑／脊髓肿瘤或脓肿
	周围神经损伤
其他	股骨头骺滑脱
	股骨头缺血坏死
	长期制动免负重
	放疗
	骺阻滞术后

因此,造成下肢不等长的病因极其复杂,诊断和治疗中存在很多难点,需要较有经验的小儿骨科医师来完成,所以如果父母发现孩子存在这种情况,就要尽快带孩子到正规的小儿骨科专科医院就诊,进行进一步的检查。

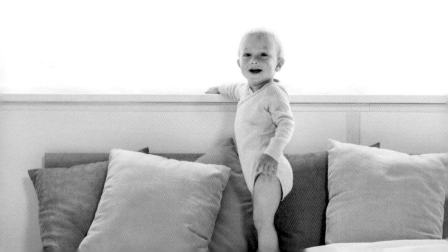

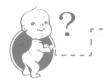

孩子站立时
双腿不能并拢是病吗?

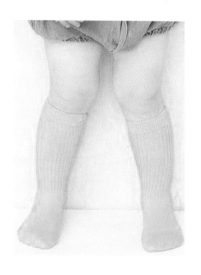

很多家长在跟孩子玩耍或在给孩子洗澡时发现孩子的两条腿"不能并拢",不知道该不该去看医师,甚至有些家长会认为是因为孩子缺钙腿软所致。其实这是一个误区。那么孩子的腿为什么会并不拢呢? 要回答这个问题,首先要了解孩子下肢的正常生长发育过程。一个健康的孩子从出生到青少年,下肢的力线(轴线)不是一成不变的,而是一个生理性的动态变化过程。新生儿期大约有 15°以内的膝内翻(即双下肢呈"O"形),到了孩子18 个月左右的时候,两条腿逐渐变直,而到了幼儿期之后(2~2 岁半以上),逐渐出现膝外翻(即双下肢呈"X"

形),约为 12°以内,最后,当孩子到了青少年和成人以后,仍可存在约 4°~6°的膝外翻。这种生理性的下肢成角现象,可以随着孩子的成长发育自行矫正,不需要治疗,不必限制儿童的活动,只需要观察,在生长发育高峰期每 4~6 个月复查一次即可。

然而,不是所有的"腿并不拢"都是生理性的,佝偻病、干骺端骨发育不全和多发性的内生骨软骨瘤病等会影响孩子的骨骺生长,导致发育障碍,进而引起真正的膝内、外翻畸形,而胫骨骨折、骨骺损伤或骨髓炎等,也会造成孩子的双下肢内、外翻。此外,胫内翻 (Blount病) 也会与膝内翻混淆。所以如果发现孩子的双下肢不能并拢,自己又无法判断时,应该带孩子到专科医院就诊,听听医师的意见。

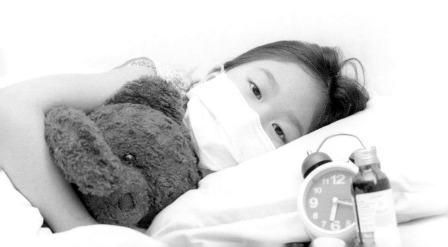

什么是皮纹不对称?

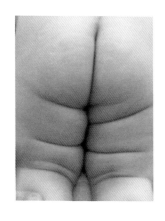

　　细心的家长会发现一个现象:如今的幼儿体检多了一个"奇怪"的新项目——孩子接受体检时,医师都要观察孩子下肢皮肤上的纹路并翻身看看孩子的屁股,如果大腿腹股沟或屁股上的纹路对不齐,即会被告知必须到专科医院进一步检查。

　　屁股纹路不齐或者大腿腹股沟纹路不齐简称为双下肢皮纹不对称,是发育性髋关节发育不良早期外在表现之一。除了双下肢皮纹不对称,发育性髋关节发育不良在早期还可能表现为双下肢长度不等、髋关节外展活动受限或双侧不对称、髋关节外展弹响等。事实上,这些表现在婴幼儿体检中也被医师格外关注，并进行筛查。因此有以上表现异常时建议爸爸妈妈带孩子到儿童医院骨科行进一步检查。

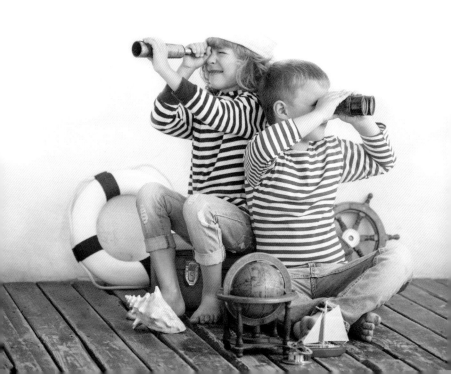

发育性髋关节发育不良
包括哪些疾病？

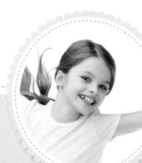

发育性髋关节发育不良,英文简称为
DDH。这个名称是婴儿及儿童期先天性
或者发育性髋关节结构异常的统称,其中
包含有髋关节发育不良、髋关节半脱位和
髋关节全脱位。

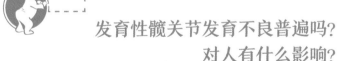

发育性髋关节发育不良普遍吗？ 对人有什么影响？

发育性髋关节发育不良是目前已知的婴幼儿期最常见的骨骼肌肉系统疾病之一，通常认为该疾病的发生率为 0.1%~0.4%。这个数据看起来不大，但要知道，严重威胁妇女健康的乳腺癌的发病率在 2000 年约为 56.2/10 万，对比起来发育性髋关节发育不良的发病率就显得格外需要引起人们重视了。

在婴幼儿时期，发育性髋关节发育不良症状通常不显著，加之婴幼儿没有明确主诉，常容易被忽视。但随着孩子生长发育，发育性髋关节发育不良也随之进展（这也是此病叫发

育性髋关节发育不良的原因),在出现髋关节
脱位后导致孩子行走跛行。即使没有脱位,在
孩子成年后,发育不良的髋关节长时间磨损也
会造成髋关节退行性变导致骨性关节炎,表现
为髋关节疼痛、难以负重或不能长时间站立行
走,严重影响患者的日常生活和工作。

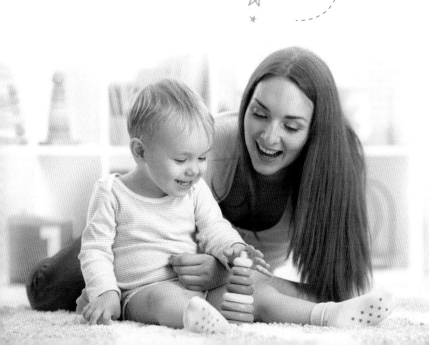

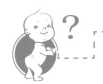

孩子为什么会得发育性髋关节发育不良?

关于发育性髋关节发育不良的病因,目前的研究还没有出现被所有学者所公认的结论。流行病学研究表明,如下的危险因素可能导致发育性髋关节发育不良:

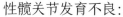

🌼 **性别因素**:女性发病率明显高于男性,可为男性的 5~6 倍。

🌼 **胎位因素**:臀位产的新生儿中髋关节脱位的发生率明显高于非臀位产。第一胎出生的多见。

🌼 **机械因素**:传统襁褓将婴儿固定于髋关节伸直内收位,此种体位更易导致出现髋关节脱位;我国部分地区有捆绑、拉拽婴儿双腿的习惯,认为能够帮助婴儿"长个儿、腿直",这也可能造成髋关节脱位。

🌼 **激素因素**:母亲的激素可能导致女性新生儿韧带松弛,这与髋关节脱位有关。

遗传因素：目前尚没有证据证明此病为遗传性疾病，但是统计数据表明在髋脱位患者中有家族史者占10%。

并发畸形：髋脱位患者常伴发其他畸形，包括肌性斜颈、仰趾外翻足、跖骨内翻等。

总之，发育性髋关节发育不良的病因是多因素的，环境因素和遗传因素对髋关节发育不稳定都有影响，例如，第一胎，女孩，臀先露分娩，患有韧带松弛和斜颈，有发育性髋关节发育不良阳性家族史，同时下肢曾被捆绑，其患发育性髋关节发育不良的概率就很高。

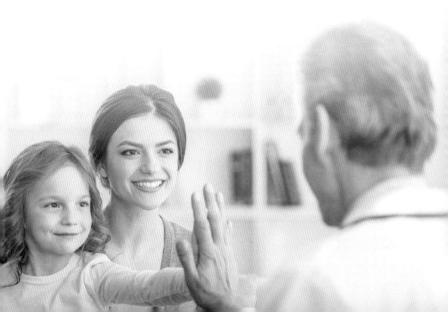

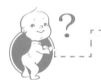

发育性髋关节发育不良具体有哪些表现?

前文提到过,由于低龄儿童无法表述主观症状,因此其临床表现主要是通过家长怀疑、医师检查并确认而发现的,这包括:

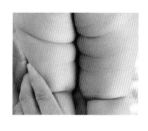

🌼 **双下肢皮纹不对称**:包括腹股沟和臀部下方皮肤皱褶的深度、长度、数量不对称。但皮纹不对称的发生并非绝对是发育性髋关节发育不良造成的,在正常婴幼儿中也存在相当数量的皮纹不对称现象,这是由于婴幼儿的下肢相对成人短小且脂肪堆积。

🌼 **双下肢长度不等**:髋关节脱位时,股骨头向后上方脱位出髋臼,造成患侧肢体较对侧缩短。比较容易检查的方法是——婴幼儿屈髋屈膝时,其双膝高度不相等。

🌼 **髋关节外展受限**:正常婴儿双侧髋关节外展对称且能到达 80°~90°,发育性髋关节发育不良患儿外展缩小,常小于 60°~70°。

❀ 髋关节外展弹响:此病例基础为髋脱位患儿脱位的股骨头在外展运动时越过髋臼缘重新进入髋臼产生的跳动感。

❀ 短肢跛行步态:当患儿开始负重行走(1 岁后)可以出现典型的短肢跛行步态,多数患儿是因为这种异常体征而就诊的。高位脱位的儿童脊柱可以向患侧偏斜,双侧脱位患儿出现摇摆步态,类似"鸭步"行走。此时患儿站立,患肢负重时骨盆向健侧倾斜,在医学上称为 Trendelenburg 征阳性。较大儿童及青少年患者会出现痛性跛行及关节活动受限。

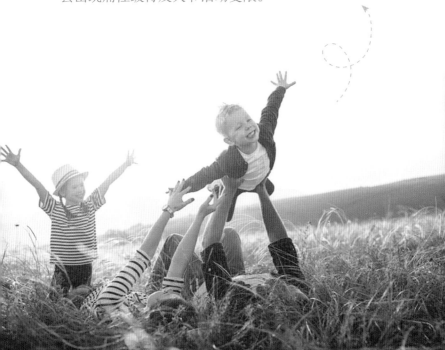

怎样才能知道我的孩子是否患有发育性髋关节发育不良？

由于发育性髋关节发育不良在正常婴幼儿人群中发病率较高，延误治疗会造成患者成年后不可逆的畸形，严重影响其日常生活，因此在欧美等发达国家，早在20世纪80年代就已经开展了全国范围的新生儿发育性髋关节发育不良筛查工作。我国在此领域起步晚，但目前也在北京、天津、上海等大城市开展了发育性髋关节发育不良筛查工作。以北京为例，北京的发育性髋关节发育不良筛查工作依托全市妇幼保健院和社区卫生院，在婴幼儿接种疫苗时以病史采集和体格检查的方法进行，当发现患儿存在高危因素或者体格检查存在异常时，向家长开具转诊单,转至专科医院(北京市为首都医科大学附属北京儿童医院和北京积水潭医院)进行进一步检查。但如果孩子不在上述大城市,需要父母带孩子去当地儿童医院骨科门诊进行检查。

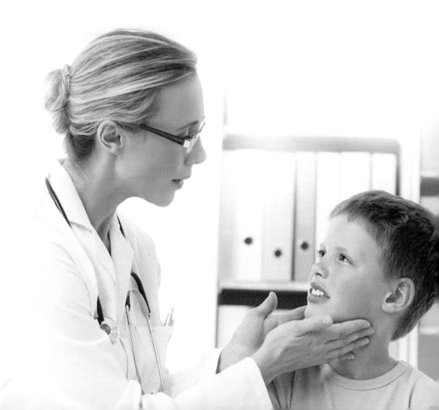

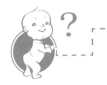

孩子晚上经常出现
腿疼是怎么回事?

很多 3~8 岁的婴幼儿家长反映孩子晚上腿疼是一件比较烦恼的事,因为这种情况多数发生在夜间,且持续时间并不是很长,一般在 30 分钟左右。然而到了白天,腿疼就自动消失了,孩子跑跳、玩耍不受任何影响。这种腿疼不是天天出现,有时半个月、1 个月出现 1 次,有时一段时间内会出现比较频繁。这种情况在临床上被称作"生长痛"。

"生长痛"的病因并不十分明确,有些医师认为,"生长痛"的出现是因为婴幼儿在生长的过程中骨骼、肌肉、韧带之间生长不协调而出现的一种异样的感觉,而并非我们认为的真正的疼痛。这种异样的感觉会使表达能力不强的孩子产生烦躁不安、痛苦,甚至哭闹。这种症状可以通过他们自己蹬腿,或者家长按摩而缓解。

　　"生长痛"是很常见的儿童腿疼的原因之一,但家长不能因此而轻易作出判断,认为自己孩子腿疼就是"生长痛",因为即便是有经验的儿童骨科医师也要根据病史、体检,再通过排除法,排除其他疾病后,才能初步诊断为"生长痛",还要反复向家长强调,注意观察孩子腿疼有没有加重、出现频率是否增加,如有变化,还要到医院就诊,以免延误孩子的治疗。一旦诊断为"生长痛",可以通过口服维生素 C 和局部理疗,以缓解症状为主,家长可以不必过分担心。

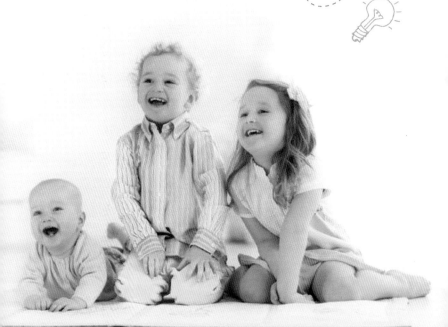

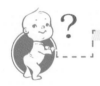

膝关节活动时"咔嗒"响
是怎么回事?

有的家长会发现自己的孩子在活动时出现膝关节"咔嗒、咔嗒"的响声,临床上我们称之为"膝关节弹响"。小至几个月大的婴幼儿,大至十几岁的学龄儿童都会出现,有时在一侧,有时在双侧膝关节都会出现,有的患儿伴有疼痛,有的患儿没有任何症状。这种弹响一般是由骨与软骨、骨与韧带之间的摩擦产生,如没有其他伴随症状、功能受限,则无须特殊治疗。这种膝关节弹响可能会持续相当长的时间,但不会对孩子的生长发育有影响。

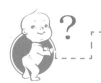

青春期孩子常出现
膝关节疼痛是怎么回事?

　　青春期的孩子也有其特有的膝关节疼痛。这种疼痛不是在膝关节内,而是在膝关节下方,在胫骨近端正前方的胫骨结节处,这就是"胫骨结节骨软骨炎"。患儿常有长期的运动史,比如:经常踢球,经常参加田径项目的训练。运动后明显加重,休息一段时间后就可以缓解。可以为单侧,也可以为双侧出现疼痛。其原因是:髌腱在胫骨结节连接部的积累性损伤导致异位化骨。通过休息、戴护膝、理疗、外用止痛药的方法可治愈。

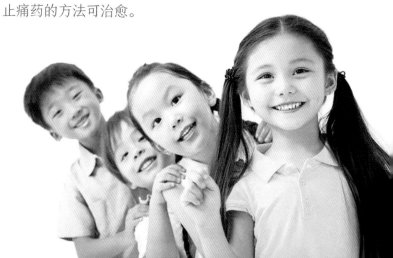

膝关节反复肿痛
是怎么回事？

有的患儿会出现膝关节反复肿痛,如果伴有发热或其他关节疼痛,应该到儿童风湿免疫科就诊。如果仅局限在一个膝关节,那就要警惕是不是患有一种比较少见的疾病——色素绒毛结节性滑膜炎,这是一种膝关节滑膜的病变,好发于膝关节,在手、足、踝、髋、腕和肩关节也可以见到。

此病比较少见,病因不清。主要表现为反复的膝关节肿痛、运动受限,外伤后症状较重。B超、核磁共振成像技术均可显示关节积液、肿胀,滑膜不规则增厚。关节镜探查可见:关节液呈深棕色或浆液为血性,滑膜普遍增厚,呈棕红色,表面有扁平或有蒂的结节。治疗宜行彻底的滑膜切除,对复发和广泛受累的患儿可做放疗。

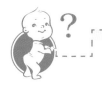

什么叫马蹄足？

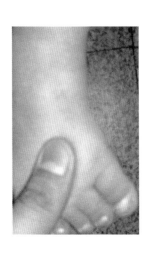

马蹄足在医学上称为先天性马蹄内翻足,是儿童常见的先天性足部畸形。

由于患儿后足内翻,站立或行走时,以足尖着地,足跟悬空,而后足跟着地,形如马蹄,因此常俗称为马蹄足。如果检查见足的前部足尖下垂明显,合并足底凹陷、跟腱短缩、足不能完全背屈,则即可诊断为马蹄足。同健侧对比,患足小而窄,小腿细,肌萎缩明显,但肢体感知觉正常。

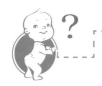

马蹄足是怎么形成的?
病因是什么?

马蹄足不是胚胎畸形,而
是由正常足演变而来,一般发
生在孕期的第 4~6 个月间。马蹄足可
能与多种因素有关:孕期病毒感染、遗
传因素、组织异常、神经肌肉畸形、胚胎
发育异常、基因突变等。

马蹄足是先天性的
还是后天性的?

马蹄足是一种先天性足部发育畸形,足在发育过程中,由于足的肌腱和韧带发育出现障碍,未能与足部其他肌腱的发育保持同步,导致足后内侧受到牵拉向下、足向侧下向内扭转,从而出现足部内翻,不能回到正常的位置。

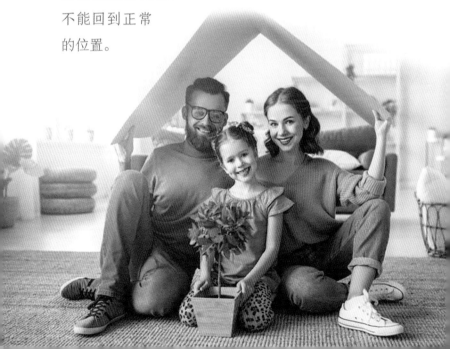

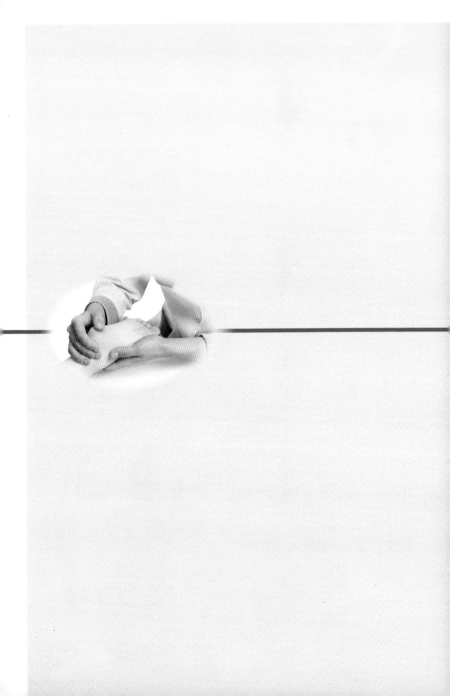

PART 2

门诊健康教育指导

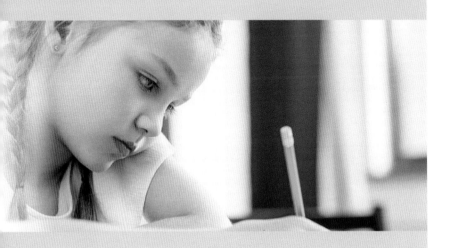

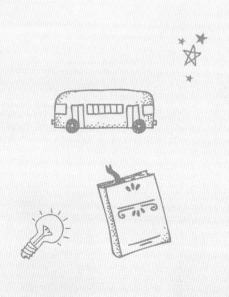

孩子骨折后在去医院前
该怎样做临时固定?

儿童骨折去医院前家长可以临时固定,但应注意固定时捆绑松紧要适度,过松容易造成滑脱,失去固定作用,过紧会影响血液循环。固定时应外露指(趾)尖,以便观察血流情况,如发现指(趾)尖苍白或青紫,可能是包扎过紧,应放松重新包扎固定;固定需要使用棉花、布块、衣物等作为衬垫,使用夹板固定(没有夹板可以使用竹片、厚纸板、报纸卷等代替),然后可用绷带、腰带、头巾、绳子等包扎捆绑,注意不能使用铁丝、电线。

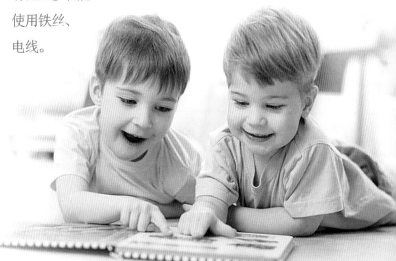

孩子骨折经治疗后，
拍片子显示还错位，这样行吗？

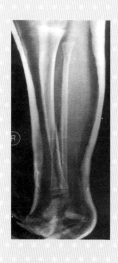

儿童骨折后具有较强的愈合能力及塑形能力，因此儿童骨折在治疗时并不要求其完全解剖复位，根据骨折位置不同，可以接受一定程度的成角和移位，应按照医师的建议进行治疗，大部分骨折愈合后可以恢复至正常形态。

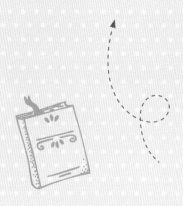

孩子骨折后
选用石膏还是支具?

石膏和支具都是固定骨折的方法。石膏比较厚重,穿衣服不方便,也不透气,不能打开清洗患肢,但固定比较牢固。支具是用高分子材料制作的,比较轻,上面有孔,能透气,比石膏要舒服,其上有粘扣,可以自行拆卸,可以进行清洗,后期功能锻炼也比较方便,固定相对没有石膏牢固。二者各有优缺点,所以选择石膏还是支具可由家长与医师商量共同决定。

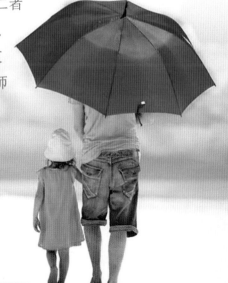

儿童锁骨骨折应如何治疗?

儿童锁骨骨折的治疗方法是使用锁骨带固定,一般不需手术或其他方法治疗,愈合后会形成球形骨痂,后期塑形后基本能恢复到正常形态。

为什么手腕骨折了石膏
要打到肘关节以上？

　　我们的前臂上有很多肌肉,这些肌肉的起点都位于肘关节上方一点点,负责伸肘的肌肉的起点位于肘关节外侧,负责屈肘的肌肉的起点位于肘关节内侧,这些肌肉的止点位于前臂两根骨头的不同位置上。当我们的前臂出现骨折需要用石膏固定时,必须同时固定肘关节以限制肘关节活动,否则随着我们做屈肘、伸肘关节活动时,肌肉会不停地牵拉前臂两根骨头,容易造成前臂骨折位置变化。另外,患儿年龄小,手臂细,又处于活泼好动的年龄,很难做好石膏的保护,经常会不停地甩动手臂,如果石膏固定位于肘关节以下,患儿不停地活动肘关节,极易导致石膏脱落,影响骨折的固定。

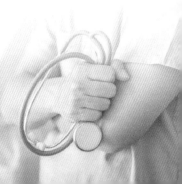

X线片显示骨头有个小裂缝，
医师为什么说会影响长个子？

通过X线,我们可以看到儿童骨头的两端各有一条透明的线条,这条透明的线学名叫"骺板",也就是我们常说的"生长板",它负责孩子骨头的生长。其成分都是脆弱的软骨,外伤时最容易受到损伤。

在X线片上,我们有时还能看到骨头上有小裂缝,那是硬骨上的伤口,这些伤口往往会延续到生长板,但是生长板在X线显示中是透明的,它的裂缝我们是看不到的。医师根据临床经验及骨折的规律,可以判断出生长板是否发生了损伤。当生长板发生损伤,在其恢复过程中,可能会影响肢体的生长,导致孩子骨生长得慢、长歪等情况。也就是说会影响长个子。

什么是蒙泰贾骨折?
什么是加莱亚齐骨折?

要想了解什么是蒙泰贾骨折与加莱亚齐骨折,首先要了解什么是尺骨和桡骨。尺骨和桡骨属于前臂的两根骨头,最简单的区别的方法为拇指一侧为桡骨、小指一侧为尺骨。

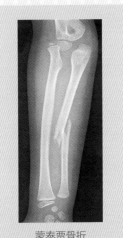

蒙泰贾骨折

蒙泰贾骨折是指尺骨近1/3骨折合并桡骨头脱位。复位时不仅要把尺骨骨折复位,还要将桡骨头复位,若桡骨头没有复位,那么骨折愈合后再处理起来特别困难,可能导致永久性残疾。

加莱亚齐骨折是指桡骨中下1/3骨折合并下尺桡关节脱位。复位时不仅要复位桡骨骨折,还要复位尺桡关节脱位。

支具能治好脊柱侧弯吗?

对于成长中的儿童,支具背心能够阻止脊柱侧弯进展,但不能使其改善。支具对于生长中的、柔韧性的轻中度(25°~40°)侧弯最为有效。其目标为控制弯度进展。支具治疗通常在最初阶段为近乎全天候佩戴,即16~23小时不等。待骨骼发育接近成熟时,可以只在夜间佩戴。对于依从性好的青少年患者,正规支具治疗的成功率为80%。儿童阶段患者失败率较高。

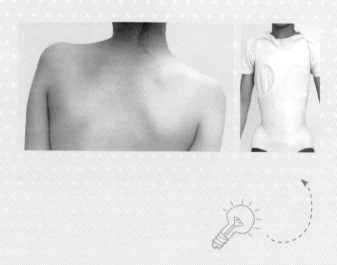

小孩子出现锁骨处包块或锁骨不对称是什么疾病?

门诊常见家长带孩子就诊,表示发现孩子锁骨处异常(一侧出现局部包块或锁骨不对称)。此类孩子多是锁骨骨折。新生儿锁骨骨折大部分是分娩时肩部受挤压所致,其他儿童多是由于摔伤导致。

新生儿锁骨骨折初始常无明显症状,易被忽视。有的患儿因内科病拍胸片而发现,多数患儿待出现锁骨处包块才被发现。家长在日常生活中需注意观察:孩子生后有无上肢活动不对称,患儿因伤侧疼痛会出现假性麻痹,自主活动少;触摸患儿锁骨处是否会有哭闹——婴幼儿多表现为从腋下抱患儿时患儿哭闹,大儿童外伤后可自己表示锁骨局部疼痛。

注意:①锁骨骨折尤其是新生儿锁骨骨折需注意有无臂丛神经损伤,多表现为患肢无力,无自主活动;②少数情况是先天畸形,如有锁骨假关节或软组织肿物,需请医师鉴别。

锁骨骨折如何确诊?

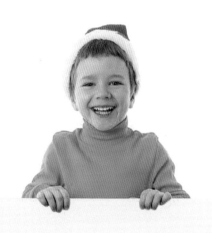

拍锁骨正位 X 线片即可明确诊断,
骨折部位多位于锁骨中部。有些需 CT
等其他检查协助诊断。

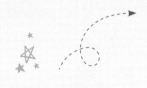

锁骨骨折怎么治疗?
要手术吗?

锁骨骨折以保守治疗为主,只有开放性骨折等极少数情况才需行切开复位内固定手术处理。新生儿锁骨骨折虽然常被忽视,所幸的是即使没有及时治疗,此种骨折也多数恢复良好。早期发现的只需将患肢贴躯干包裹固定即可。小婴儿及大龄儿童外伤性锁骨骨折需用"8"字状锁骨固定带固定。根据复查情况,一般 1 个月后即可考虑去除固定。局部包块可于日后(约 1 年后)随生长塑形而得到改善。

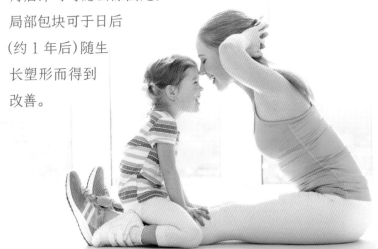

孩子双肩不等高是什么疾病？
如何治疗？

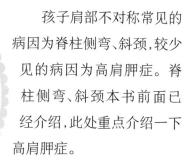

孩子肩部不对称常见的病因为脊柱侧弯、斜颈，较少见的病因为高肩胛症。脊柱侧弯、斜颈本书前面已经介绍，此处重点介绍一下高肩胛症。

高肩胛症多是先天性的。先天性高肩胛症又名 Sprengel 畸形。患侧的肩胛骨较正常侧高。这是由于肩胛带下降不全所致。胚胎期有的肩胛骨与脊椎间软骨异常或骨性连接异常，有的肩胛骨本身异常或其附带的肌肉发育异常，导致肩胛骨未能下降至正常位置。少数患儿为遗传性。约有 1/3 的患儿同时存在脊椎畸形。

临床表现为患儿肩部不对称，患侧肩胛骨小，向上方凸出，甚至可达颈中部。肩关节外展活动明显受限。

高肩胛症是否需要治疗应视具体情况而定,如果患儿外观畸形,肩部活动受限,则应该治疗。高肩胛症只能通过手术治疗得以改善。注意治疗的目的首先是改善功能,其次是外观。手术在 5 岁后进行。手术并不能获得一个完全正常的肩关节。手术是针对造成肩胛骨异常的因素进行处理。切除异常的软骨或骨性连接,松解紧张的肌肉,下移并重新固定肩胛骨。术后需用外固定架固定 1 个月维持矫形效果,并要进行功能锻炼。

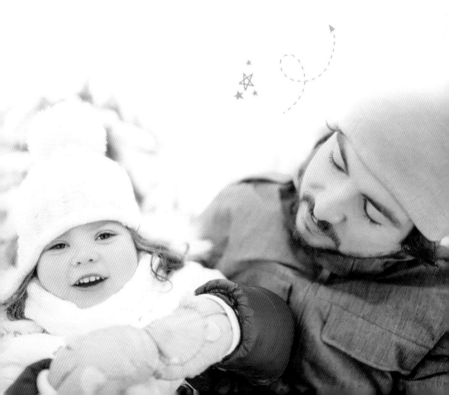

多指(趾)有哪些类型?

临床上根据多指(趾)所包含的组织成分的不同,将多指(趾)分为三类:

✿ **软组织多指(趾):** 多指(趾)与正常指(趾)仅有软组织相连,没有骨、肌腱等组织连接,手术简单。

✿ **单纯多指(趾):** 多指(趾)中有骨、肌腱和关节,与正常指(趾)相连,是一个功能缺陷的手指(或脚趾),手术相对复杂。

✿ **复杂多指(趾):** 主拇指(姆趾)和副拇指(姆趾)均发育不良,可能有指骨、掌骨、肌腱和关节的发育异常,手术复杂。

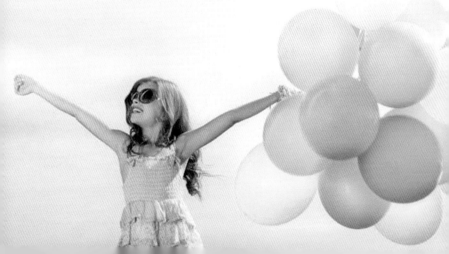

多指(趾)的病因是什么?

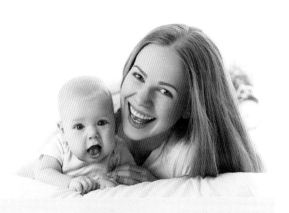

多指(趾)的病因未明,部分病例由遗传因素决定,且有隔代遗传现象。环境因素如某些药物、病毒性感染外伤、放射性物质的刺激等,特别是近代工业的污染,都可为致畸因素,对胚胎发育过程产生影响。肢芽胚基分化早期受损害是导致多指(趾)畸形的重要原因。拇指(跗趾)多指(趾)畸形即是由于外胚层顶脊发育异常所致。

并指(趾)有哪些类型?

并指(趾)可以有几种不同的类型:如果两个手指(或脚趾)完全并在一起,称为完全并指(趾);如果两个手指部分(或脚趾)并在一起,称为部分并指(趾);如果并指(趾)部分仅仅包含皮肤等软组织,称为简单并指(趾);如果两个手指(或脚趾)的部分或全部指(趾)骨并在一起,称为复杂并指(趾)。

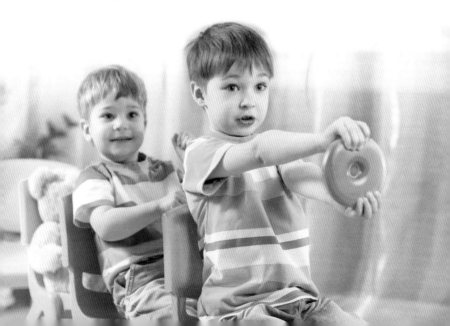

并指(趾)是如何产生的?

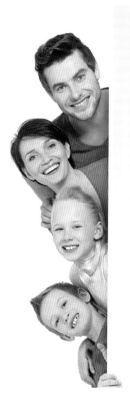

在手的发育过程中,手指(或脚趾)开始是并在一起的,再逐步分开形成一个拇指(或蹑趾)和四个手指(或脚趾)。如果在此过程中出现异常从而导致手指(或脚趾)分开不彻底或没有分开,就会出现部分或完全并指(趾)。并指(趾)发生的确切原因尚不清楚,少数有遗传性,多数原因不明。

"弹响指"怎么治疗？

症状轻的可以先观察，局部轻柔按摩，被动活动指间关节，避免局部刺激，有些可以逐渐自行缓解。对不能缓解的、病情较重的病例，手术治疗是唯一行之有效的方法。

"弹响指"能治愈吗?

"弹响指"通过手术可以治愈,但术后有复发的可能。手术中横断或部分切除狭窄的腱鞘,直至指间关节可以充分被动屈伸,无弹响、无嵌顿为止,术后需早期活动,效果一般都很令人满意。

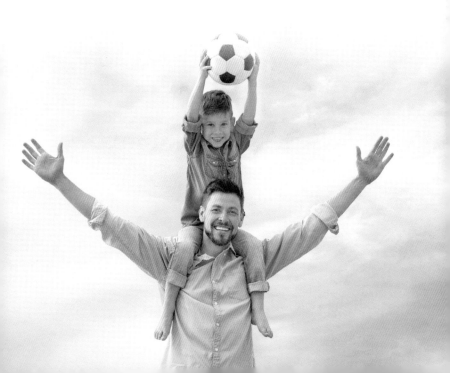

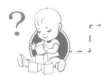

孩子行走出现跛行
可能是什么问题？

要了解您的孩子出现跛行的原因,首先需要知道什么是跛行？

跛行步态是患者下肢出现的运动机能障碍,在小儿骨科门诊较为常见。要明确跛行的原因,首先要了解跛行出现的时间,是否自婴儿期即出现跛行,是否与外伤有关,是逐渐出现的还是突然出现的。

跛行步态的具体类型有很多,在儿科临床中最常见的为痛性跛行步态、臀中肌步态、截瘫步态和短腿／划圈步态。

不同年龄段儿童出现的跛行,常见的致病因素见表3。

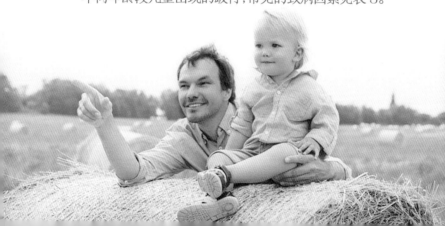

表3　不同年龄段患儿常见跛行原因

病因	好发年龄段
骨髓炎	0~6 岁
化脓性关节炎	0~8 岁
外伤	0~1 岁; > 11 岁
毒素性滑膜炎	1~6 岁
Perthes 病	5~10 岁
股骨头骺滑脱	> 9 岁
骨肉瘤	> 10 岁
髋脱位	1~5 岁
肢体不等长	> 1 岁
脑瘫	> 1 岁

　　跛行提示孩子可能存在潜在疾病,作为父母,如果发现患儿出现明显的步态异常或跛行,一定要带孩子到附近正规的专科医院进行检查,并向医师提供准确的病史,由专科医师进行仔细的体格检查,必要的话进一步做影像、实验室检查,这样才能保证孩子的疾病不被掩盖,早期发现,早期治疗。

孩子腿不直会是疾病吗?

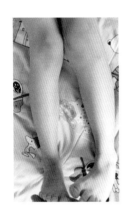

　　我们常常在电视上看到很多运动员、模特有着令人羡慕的、笔直的双腿,的确,良好的腿部曲线会让人更自信,很多父母都会特别关注自己孩子的小腿,看它们是不是"笔直",如果孩子腿不直会是患有疾病吗?

　　首先我们需要了解一下腿部的结构。我们每个人的腿部,都是由股骨(即大腿骨)和胫骨、腓骨(合称为小腿骨)共同构成的,上方由股骨头与骨盆上的髋臼形成髋关节,下方由胫骨、腓骨远端与距骨滑车形成踝关节,是我们身高的重要组成部分,同时负担了全部头颈、躯干和上肢的重量,由于人类直立行走,所以我们的双腿负担非常重。腿部的畸形或异常,也会引发一系列躯干的问题。

　　孩子由于骨骺形态的特殊性,常常给我们造成一个小腿向内弯曲的假象,随着孩子骨骺的发育,骨干的延

长,外观自然会恢复正常。但是如果有以下情况就要引起我们的注意了:

🏵 孩子的小腿向前或后方弯曲,弧度的顶点可以摸到骨性的凸起。

🏵 孩子的双腿呈不对称性弯曲。

🏵 孩子的膝关节呈屈曲状,不能伸直或者明显过伸。

🏵 当孩子平卧,髌骨(膝盖骨)向上时,双足呈外"8"字或内"8"字。

🏵 孩子的小腿中间出现了"活动的关节"。

门诊常见的引起孩子小腿不直的疾病有 Blount 病(胫骨内旋)、先天性婴儿胫骨前弯和胫骨假关节、佝偻病、外伤感染后遗症等,所以如果孩子的小腿出现了明显的弯曲,或双侧不对称性弯曲,应该及时就医,以免耽误病情,错过治疗最佳时机。

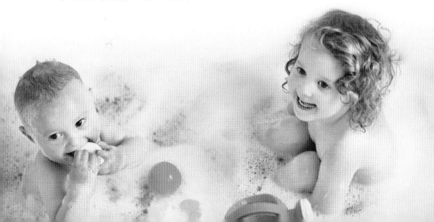

孩子出现扁平足是怎么回事？
如何才能预防？

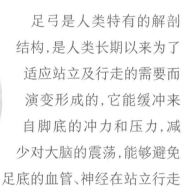

足弓是人类特有的解剖结构，是人类长期以来为了适应站立及行走的需要而演变形成的，它能缓冲来自脚底的冲力和压力，减少对大脑的震荡，能够避免足底的血管、神经在站立行走时受压，是帮助人类行走的重要结构。然而足弓本身并非生后即有。实际上，婴儿期的孩子是没有明显的足弓的，一般要到孩子 2~3 岁时，才能看到明显的足弓。

如果孩子的足弓没有形成，而是一直像生后那样处于"扁平"状态，那么伴随着行走，孩子的小腿肌肉就容易发生疲劳，出现酸痛，足底血管、神经受压亦会产生不适，从而造成孩子不愿或是惧怕行走。

那么，我们怎么做才能避免孩子出现扁平足呢？

🌸 可以注意控制孩子的体重,不要过早负重行走,这样能避免孩子的足部过早地、过多地承受来自躯体的压力,利于足弓形成。

🌸 注重鞋子的选择:孩子的鞋子要松紧、软硬适度,保证孩子柔嫩的小脚得到有效(尤其是足弓处)的支撑,同时又不被挤压变形(过硬的鞋会导致孩子足趾变形),而且要随着孩子的发育定期更换。

🌸 加强足部的训练:父母可以陪着孩子用双足外侧或双足踮脚行走,也可以让孩子练习用双脚夹住皮球,这些方法都可以锻炼孩子足底肌肉,有利于足弓形成。

此外,扁平足有一定的遗传性。如果爸爸妈妈是扁平足,那么一定要特别关注孩子是否也是扁平足,提早训练,帮助孩子形成正常的足弓。

对于一些僵硬性的,病因不明的或保守方法无效的扁平足孩子,一定要及早到专科医院就诊,千万不要延误孩子的诊断及治疗。

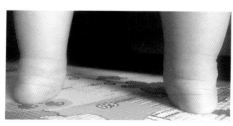
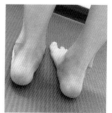

专科医院的医师会怎样对孩子进行发育性髋关节发育不良筛查？

专科医院的医师接受过更系统的培训并有着丰富的经验，他们会重新询问病史并进行体格检查，排除一些社区医院认为异常，但实际正常的孩子。

专科医院医师会对认为存在异常的疑似患儿进行影像学检查以协助诊断。目前影像学检查包括两种常用的方式，一种是髋关节B超检查，另一种是骨盆的X线片检查。通常建议6个月以下的孩子做B超，如果孩子年龄大于6个月，则建议做X线片。专科医院医师会根据影像学检查的结果给出临床诊断，如果孩子存在发育性髋关节发育不良，则会立即给予治疗。但也有部分孩子不能马上确诊，也不能排除发育性髋关节发育不良，则需要在今后一段时间内定期复查。

髋关节 X 线检查有害吗？

X 线存在放射性,儿童医院里对孩子进行 X 线检查会根据婴幼儿的特点,相比成人相应减少剂量,但仍存在辐射。频繁的 X 线检查的确会对孩子身体健康造成危害,但发育性髋关节发育不良筛查只需一次 X 线检查即可收集到可靠的信息供医师诊断。在照射时,孩子的会阴部会覆盖铅布加以保护。因此,发育性髋关节发育不良筛查中所做的骨盆 X 线检查的危害微乎其微,考虑到延误病情所造成的严重后果,该检查就更加有意义了。

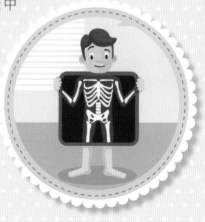

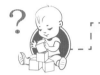

发育性髋关节发育不良怎样治疗?

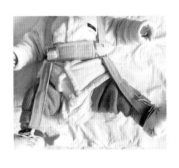

发育性髋关节发育不良的治疗方案及预后很大程度上取决于两个因素,即病情的轻重和发现疾病开始治疗的年龄。患儿年龄越小,畸形越轻,越可以采取佩戴支具,依靠婴幼儿发育过程中的自我塑形能力来矫正畸形。具体来说,在患儿4~6个月以内发现的发育性髋关节发育不良可采用保守治疗,即用佩戴Pavlik吊带的方法进行治疗。而在6个月至1岁半这个年龄段,单纯的髋臼发育不良和半脱位还可以采取佩戴外展支具进行保守治疗,而髋关节脱位则需要在麻醉下进行复位(闭合复位),并石膏固定。超过1岁半的患儿常需要手术治疗。从以上可以看出,6个月以内的早期诊断和治疗能够以患儿最少的痛苦和损伤取得最好的疗效,这也是发育性髋关节发育不良筛查工作的意义所在。

什么是盘状半月板?

有一种"膝关节弹响"需要家长特别重视。这种"膝关节弹响"会伴有一些症状,如疼痛、膝关节伸直或屈曲受限、腿软、跛行。如果出现这些症状之一,请带着孩子到医院就诊,您的孩子可能存在着膝关节内的先天性畸形——盘状半月板。盘状半月板是一种先天畸形,半月板组织较厚,内部纤维排列结构也与正常半月板不同,容易因运动而造成损伤。

这样的患儿一般为学龄儿童,随着年龄的增长,他们参加体育活动的时间和强度都有明显的增加,因此盘状半月板损伤的概率大大增加。多数患儿是因为长期(一般 2~3 个月以上)的一侧膝关节痛来就诊,他们会明确地告诉医师,运动后有明显加重。查体时会发现膝关节弹响,有的患儿膝关节伸直或屈曲受限。通过核磁共振成像技术检查就会明确盘状半月板的诊断。

　　盘状半月板要通过手术治疗。目前使用关节镜探查,半月板切除或成形术可治疗盘状半月板损伤,效果十分理想。

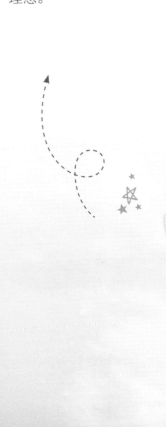

马蹄足如果不治疗可以自愈吗?

马蹄足不治疗是不会自愈的,如果得不到及时的缓解,有可能会造成踝关节挛缩、下肢不等长、骨盆倾斜、脊柱侧弯等继发问题。所以如果检查明确为马蹄足应早期进行治疗,避免病情进一步加重。

对马蹄足按摩治疗有效吗?

马蹄足如果是早期发现可以通过手法矫正治疗。经过一系列的手法按摩及功能锻炼可以有效地改善症状,为进一步矫正治疗创造有利条件。

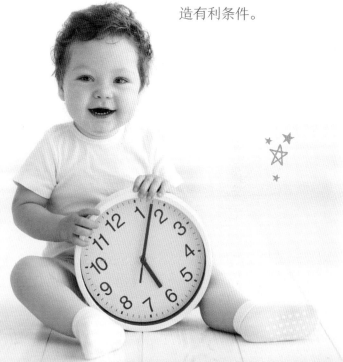

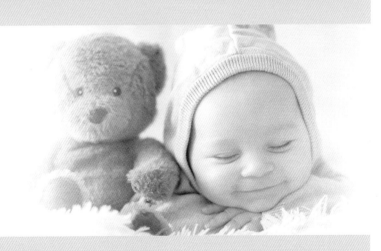

PART 3

住院患儿健康教育指导

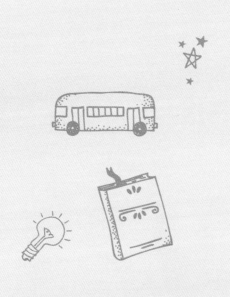

孩子出车祸骨折了，
医师为什么不马上给孩子手术？

车祸伤是一种严重的创伤，除了出现骨折外，往往会合并颅脑、胸腹部的损伤。因为骨折的临床表现在受伤后即刻出现，四肢畸形肿胀伴剧烈疼痛，这些突出的表现往往将其他重要脏器的临床表现掩盖。而这些脏器损伤的症状往往是逐渐加重的，并且可能是致命的。在患儿出现车祸后，医师往往需要一些时间密切观察患儿的病情，这主要是观察那些隐藏的、可能致命的损伤，直到初步排除其他重要损伤后，才能手术治疗。贸然治疗骨折，本身的创伤合并手术打击，可能会使疾病突然加重，甚至危及患儿的生命。

孩子骨折什么时候做手术好?

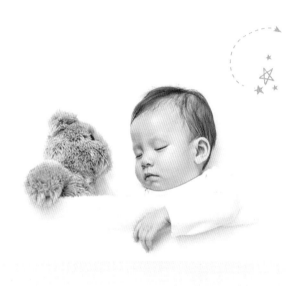

孩子处于生长发育阶段,骨折愈合速度比成人快,发生骨折后,如果需要手术应尽早做手术,最好不要超过两周,如果晚了,有新骨头生长出来,会影响手术效果,也会导致愈合延迟。

儿童骨折都需要手术吗?

儿童有自身的发育特点,随着其生长发育,大部分骨折可以塑形,即使有部分短缩和成角,随着生长发育也能改善。但孩子需要长高,如果骨折发生在骨头生长的地方,则建议手术,否则以后可能影响骨的生长,进而造成肢体短缩、内外翻畸形等。开放性骨折、移位明显的骨折、畸形明显的骨折以及关节内骨折多需要手术。

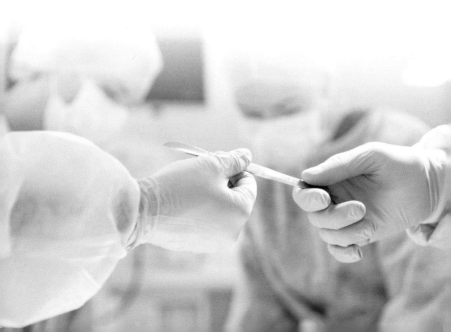

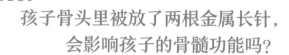

孩子骨头里被放了两根金属长针，会影响孩子的骨髓功能吗？

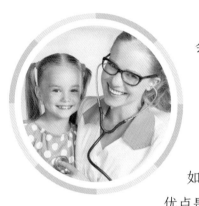

医师在孩子骨头里有时会放两根长长的金属针，其学名叫作弹性髓内针，是目前治疗儿童长管状骨骨折的理想内固定方式，用髓内针固定长管状骨的骨折，犹如用一根轴穿过两节竹管。其优点是固定本身比较坚实牢靠，术后可以少用或不用外固定，有利于伤肢的早期活动锻炼；皮肤切口较小，骨膜剥离范围有限，损伤较小。在人体长骨的骨髓腔和扁平骨的稀松骨质间的网眼中，有一种海绵状的组织，能产生血细胞的骨髓，略呈红色，称为红骨髓。人出生时，红骨髓充满全身骨髓腔，随着年龄增大，脂肪细胞增多，相当部分红骨髓被黄骨髓取代，最后几乎只有扁平骨骨髓腔中有红骨髓。红骨髓主要位于扁平骨内，在长管状骨骨干内处于逐渐萎缩状态，单纯髓内针固定长管状骨的手术操作不足以影响患儿的造血功能,所以弹性髓内针仍然是治疗儿童骨干骨折的首选内固定方式。

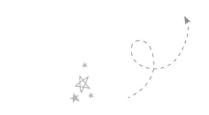

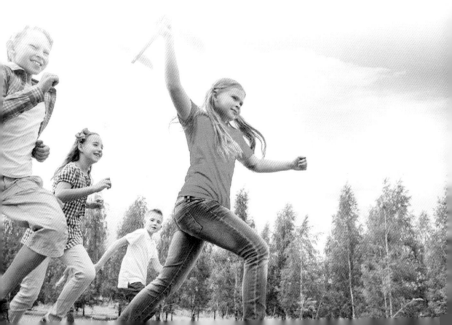

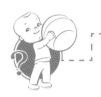

孩子外固定架手术后，
针孔处发红且有黄水流出，
这是感染了吗？

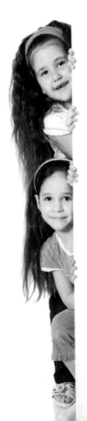

术后针孔处发红、有黄水流
出来，有时是钢钉引起的异物反
应。如果针孔周围红肿明显，有
可能是感染，但也不用担心，定
期换药处理，口服消炎药，一般
几天后就会好转。

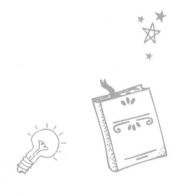

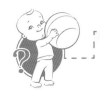

肘关节骨折术后，石膏何时拆除？如何进行功能锻炼？

肘关节骨折后可根据 X 线片决定何时拆除石膏，一般时间为 1 个月左右。拆除石膏后，就可以进行功能锻炼了，每天孩子可以自己进行屈曲和伸直肘关节的运动，也可以由家长帮助完成，但切勿暴力锻炼，否则容易导致骨化性肌炎等，适得其反。

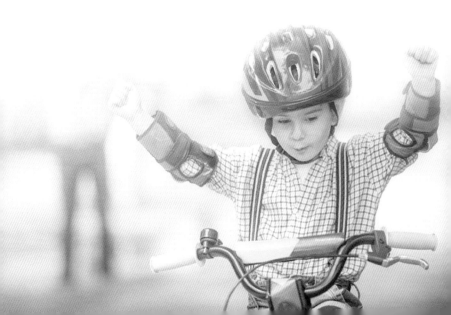

脊柱侧弯何时需要手术治疗？

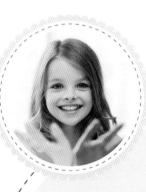

脊柱侧弯弯度大时需要手术。手术适宜于弯度已经达到45°以上的患者，或短时间弯度加重很快，且支具治疗无效的患者。手术是采用内固定及对脊柱加以矫形，同时行脊柱融合，从而获得永久矫正。

多指(趾)、并指(趾)都需要手术吗?

　　为改善外观和功能,多指(趾)、并指(趾)一般都需手术治疗。先天性多指(趾)畸形要根据其复杂程度选择手术时机,一般 1 岁左右可以手术,少数仍需较长时间观察手的功能,以便准确保留正指,切除副指(趾)。先天性并指(趾)畸形主要的治疗方法是手术,也就是分开并在一起的两个手指(或脚趾),手指(或脚趾)分开后,常常没有足够的皮肤来修复手指(或脚趾)分开后的创面,因而需要做植皮术。同时手术的设计非常重要,设计不当,不仅会增加植皮的面积,同时影响外观,甚至影响手的功能。

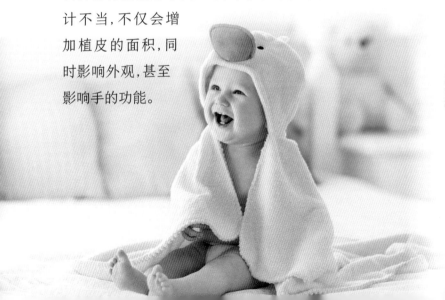

什么年龄做并指(趾)手术?

并指(趾)手术时机要因人而异。如果畸形并没有引起手指(或脚趾)明显的发育障碍,可在1~2岁行手术治疗。过早手术,患儿术后不易配合,也不易进行功能锻炼,植皮易发生挛缩,影响效果。如患病手指(或脚趾)因并联而明显影响发育,可酌情提前手术。如果仅为相邻两指(趾)并联,可一次手术完成分离;如三指(趾)或更多指(趾)并联,需分次手术。手术原则是充分利用并联的皮肤组织,设计各种皮肤组织瓣以覆盖分离后的指(趾)侧创面,皮肤缺损处用移植皮肤覆盖。因此可在术前将并指(趾)向相反方向牵拉,长期坚持可能扩大并联皮肤的面积,可以改善手术效果。

多指(趾)、
并指(趾)手术后有哪些注意事项?

多指(趾)、并指(趾)手术后注意事项有:

✿ 手术后的第一个24小时内,由于麻醉和手术等原因,孩子可能会有些哭闹,但一般在过了最初的24小时,随着伤口疼痛的减轻或消失,孩子就完全恢复正常了。

✿ 一般手术2~3天之后,就可以出院回家。保持伤口敷料清洁,避免浸水。

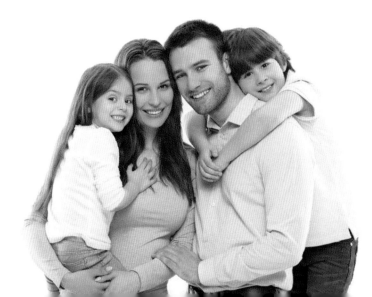

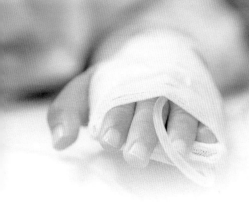

❀ 除了伤口有渗出，一般在拆除切口的缝合线之前，无需进行敷料的更换。

❀ 手术后 12~14 天拆除切口缝线，如缝线较多则需要在全麻下进行，有的时候也会使用不用拆的缝线，伤口长好后缝线会自动脱落。

❀ 简单的多指（趾）、并指（趾）畸形，经过一次手术治疗，即可结束治疗，但是对于比较复杂的多指（趾）、并指（趾）畸形，手术后远期有可能出现拇指（或跛趾）骨质增生、骨赘形成、拇指（或跛趾）偏斜畸形、切口瘢痕增生或挛缩等情况，有时候对于这些继发畸形，还需要进一步的手术进行修复。

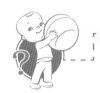

"弹响指"何时选择手术治疗？

经观察，轻柔按摩 2~3 个月仍无效果者即可考虑手术治疗。手术一般选择在 3 岁以内。

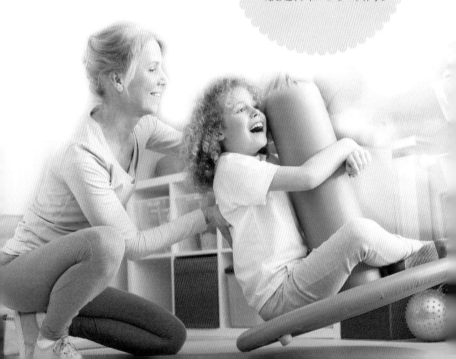

"弹响指"手术需要住院吗?

由于"弹响指"手术时间较短,损伤较小,术后恢复较快,可门诊一日手术,术后观察 2~3 小时无特殊情况即可离院。

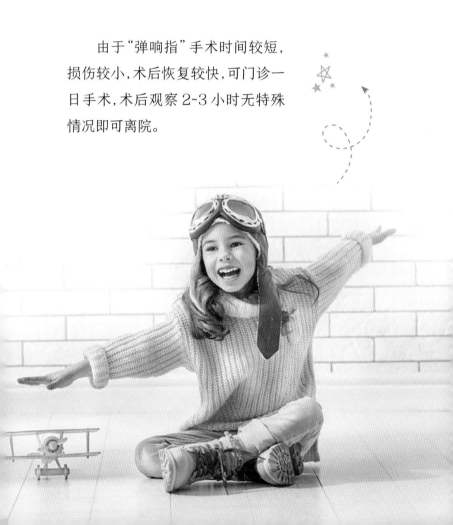

"弹响指"手术需要什么麻醉?

根据各级医院自身情况而定,一般需要面罩吸入麻醉即可,手术时间约 10~20 分钟,加上消毒、铺巾的时间,总麻醉时间约 20~30 分钟。由于禁食时间较长和术中需要,根据情况还需行静脉输液治疗。

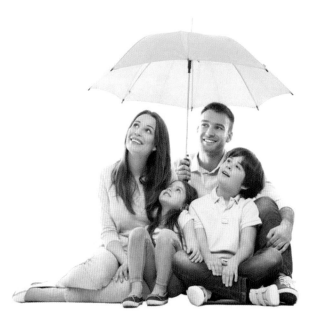

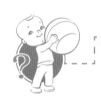

"弹响指"手术治疗后
有哪些注意事项?

"弹响指"手术治疗后需要注意:早期功能锻炼,术后第二天即可行手指屈伸锻炼;伤口敷料保持清洁,2~3天换药一次;术后10~14天拆线。

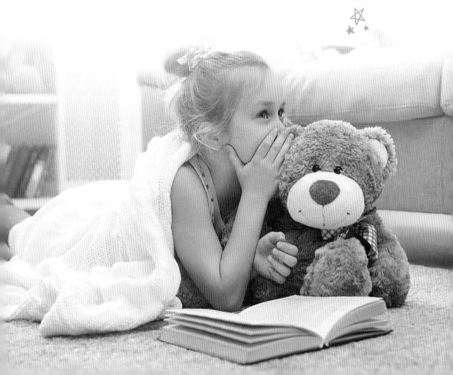

马蹄足必须手术治疗吗?
有没有其他的治疗方法?

马蹄足的治疗原则是越早越好,应该在生后立即开始。当然根据马蹄足的病情程度不同采用不同的方法,不是所有的马蹄足均须手术治疗。患儿越小,生长速度越快。早期矫正可利用快速生长的有利因素纠正畸形,恢复骨和关节的正常位置,改善足背伸和外翻肌肌力,促进足的正常发育和塑形。目前,手法矫正和系列长腿管形石膏固定被公认为是首选的保守治疗方法。轻型树脂石膏为新生儿马蹄内翻足的早期保守治疗创造了更好、更舒适的有利条件。

马蹄足手术治疗都有哪些方法?

对于畸形严重的僵硬型患儿,较大年龄未经治疗的患儿及保守治疗失败的马蹄足患儿须行手术治疗。主要有以下几种手术方法:

🌼 软组织松解术。

🌼 肌腱转移术。

🌼 骨性手术:①跟骰关节楔形截骨术;②跟骨外翻截骨术;③三关节融合术;④Ilizarov 外固定架。

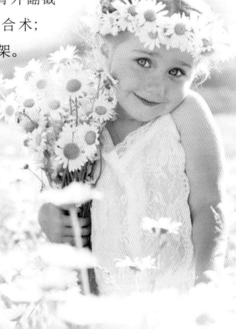

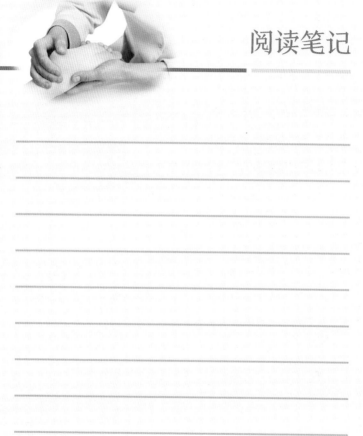

阅读笔记